D. N° 4365 ter. — Ad.

PRÉFECTURE DU DÉPARTEMENT DE LA SEINE

DIRECTION DE L'ENSEIGNEMENT PRIMAIRE

3ᴱ BUREAU

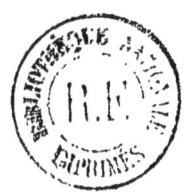

ATTRIBUTIONS

DES

COMMISSIONS SCOLAIRES

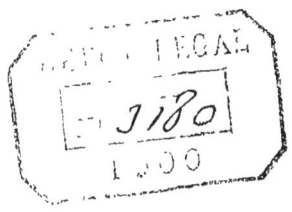

PARIS

IMPRIMERIE NOUVELLE (ASSOCIATION OUVRIÈRE)

11, RUE CADET, 11

1900

LOI

RELATIVE A L'OBLIGATION DE L'ENSEIGNEMENT PRIMAIRE

(28 mars 1882)

Article premier. — L'enseignement primaire comprend :
L'instruction morale et civique ;
La lecture et l'écriture ;
La lecture et les éléments de la littérature française;
La géographie, particulièrement celle de la France ;
L'histoire, particulièrement celle de la France jusqu'à nos jours ;
Quelques notions usuelles de droit et d'économie politique ;
Les éléments des sciences naturelles, physiques et mathématiques ; leurs applications à l'agriculture, à l'hygiène, aux arts industriele, travaux manuels et usage des outils des principaux métiers ;
Les éléments du dessin, du modelage et de la musique ;
La gymnastique ;
Pour les garçons, les exercices militaires ;
Pour les filles, les travaux à l'aiguille.
L'article 23 de la loi du 15 mars 1850 est abrogé.

Art. 2. — Les écoles primaires publiques vaqueront un jour par semaine, en outre du dimanche, afin de permettre aux parents de faire donner, s'ils le désirent, à leurs enfants, l'instruction religieuse, en dehors des édifices scolaires.
L'enseignement religieux est facultatif dans les écoles privées.

Art. 3. — Sont abrogées les dispositions des articles 18 et 44 de la loi du 15 mars 1850; en ce qu'elles donnent au ministre des cultes un droit d'inspection, de surveillance et de direction dans les écoles primaires publiques et privées et dans les salles d'asile, ainsi que le paragraphe 2 de l'article 31 de la même loi qui donne aux Consistoires le droit de présentation pour les instituteurs appartenant aux cultes non catholiques.

Art. 4. — L'instruction primaire est obligatoire pour les enfants des deux sexes âgés de six ans révolus à treize ans révolus ; elle peut être donnée soit dans les établissements d'instruction primaire ou secondaire, soit dans les écoles publiques ou libres, soit dans les familles, par le père de famille lui-même ou par toute personne qu'il aura choisie.

Un règlement déterminera les moyens d'assurer l'instruction primaire aux enfants sourds-muets et aux aveugles.

Art. 5. — Une commission municipale scolaire est instituée dans chaque commune, pour surveiller et encourager la fréquentation des éoles.

Elle se compose du maire, président ; d'un des délégués du canton et, dans les communes comprenant plusieurs cantons, d'autant de délégués qu'il y a de cantons, désignés par l'Inspecteur d'Académie ; de membres désignés par le Conseil municipal en nombre égal, au plus, au tiers des membres de ce Conseil.

A Paris et à Lyon, il y a une commission pour chaque arrondissement municipal. Elle est présidée, à Paris par le maire, à Lyon, par un des adjoints ; elle est composée d'un des délégués cantonaux désignés par l'Inspecteur d'Académie, de membres désignés par le Conseil municipal, au nombre de trois à sept par chaque arrondissement.

Le mandat des membres de la commission scolaire désignés par le Conseil municipal durera jusqu'à l'élection d'un nouveau Conseil municipal.

Il sera toujours renouvelable.

L'inspecteur primaire fait partie de droit de toutes les commissions scolaires instituées dans son ressort.

Art. 6. — Il est institué un certificat d'études primaires ; il est décerné après un examen public auquel pourront se présenter les enfants dès l'âge de onze ans.

Ceux qui, à partir de cet âge, auront obtenu le certificat d'études primaires, seront dispensés du temps de scolarité obligatoire qu'il leur restait à passer.

Art. 7. — Le père, le tuteur, la personne qui a la garde de l'enfant, le patron chez qui l'enfant est placé, devra, quinze jours au moins avant l'époque de la rentrée des classes, faire savoir au maire de la commune s'il entend faire donner à l'enfant l'instruction dans la famille ou dans une école publique ou privée ; dans ces deux derniers cas, il indiquera l'école choisie.

Les familles domiciliées à proximité de deux ou plusieurs écoles publiques ont la faculté de faire inscrire leurs enfants à l'une ou à l'autre de ces écoles, qu'elle soit ou non sur le territoire de leur commune, à moins qu'elle ne compte déjà le nombre maximum d'élèves autorisé par les règlements.

En cas de contestation et sur la demande soit du maire, soit des parents, le Conseil départemental statue en dernier ressort.

Art. 8. — Chaque année, le maire dresse, d'accord avec la commission municipale scolaire, la liste de tous les enfants âgés de six à treize ans, et avise les personnes qui ont charge de ces enfants de l'époque de la rentrée des classes.

En cas de non-déclaration, quinze jours avant l'époque de la rentrée, de la part des parents et autres personnes responsables, il inscrit d'office l'enfant à l'une des écoles publiques et en avertit la personne responsable,

Huit jours avant la rentrée des classes, il remet aux directeurs d'écoles publiques et privées la liste des enfants qui doivent suivre leurs écoles. Un double de ces listes est adressé par lui à l'inspecteur primaire.

Art. 9. — Lorsqu'un enfant quitte l'école, les parents ou les personnes responsables doivent en donner immédiatement avis au maire et indiquer de quelle façon l'enfant recevra l'instruction à l'avenir.

Aet. 10. — Lorsqu'un enfant manque momentanément l'école, les parents ou les personnes responsables doivent faire connaître au directeur ou à la directrice les motifs de son absence.

Les directeurs et les directrices doivent tenir un registre d'appel qui constate, pour chaque classe, l'absence des élèves inscrits. A la fin de chaque mois, ils adresseront au maire et à l'inspecteur primaire un extrait de ce registre, avec l'indication du nombre des absences et des motifs invoqués.

Les motifs d'absence seront soumis à la commission scolaire. Les seuls motifs réputés légitimes sont les suivants : maladie de l'enfant, décès d'un membre de la famille, empêchements résultant de la difficulté accidentelle des communications. Les autres circonstances exceptionnellement invoquées seront également appréciées par la commission.

Art. 11. — Tout directeur d'école privée, qui ne se sera pas conformé aux prescriptions de l'article précédent sera, sur le rapport de la commission scolaire et de l'inspecteur primaire, déféré au Conseil départemental.

Le Conseil départemental pourra prononcer les peines suivantes : 1° l'avertissement ; 2° la censure ;

3° la suspension pour un mois au plus, et, en cas de récidive dans l'année scolaire, pour trois mois au plus.

Art. 12. — Lorsqu'un enfant se sera absenté de l'école quatre fois dans le mois, pendant au moins une demi-journée, sans justification admise par la Commission municipale scolaire, le père, le tuteur ou la personne responsable sera invité, trois jours au moins à l'avance, à comparaître, dans la salle des actes de la mairie, devant ladite Commission, qui lui rappellera le texte de la loi et lui expliquera son devoir.

En cas de non-comparution, sans justification admise, la Commission appliquera la peine énoncée dans l'article suivant.

Art. 13. — En cas de récidive dans les douze mois qui suivront la première infraction, la commission municipale scolaire ordonnera l'inscription pendant quinze jours ou un mois, à la porte de la mairie, des nom, prénoms et qualités de la personne responsable, avec indication du fait relevé contre elle.

La même peine sera appliquée aux personnes qui n'auront pas obtempéré aux prescriptions de l'article 9.

Art. 14. — En cas d'une nouvelle récidive, la Commission scolaire, ou, à son défaut, l'inspecteur primaire, devra adresser une plainte au juge de paix. L'infraction sera considérée comme une contravention et pourra entraîner condamnation aux peines de police, conformément aux articles 479, 480 et suivants du Code pénal.

L'article 463 du même Code est applicable.

Art. 15. — La Commission scolaire pourra accorder aux enfants demeurant chez leurs parents ou leur tuteur, lorsque ceux-ci en feront la demande motivée, des dispenses de fréquentation scolaire ne pouvant dépasser trois mois par année en dehors des vacances, Ces dispenses devront, si elles excèdent quinze jours, être soumises à l'approbation de l'inspecteur primaire.

Ces dispositions ne sont pas applicables aux enfants qui suivront leurs parents ou tuteurs, lorsque ces derniers s'absenteront temporairement de la commune. Dans ces cas, un avis donné verbalement ou par écrit au maire ou à l'instituteur suffira.

La Commission peut aussi, avec l'approbation du Conseil départemental, dispenser les enfants employés dans l'industrie, et arrivés à l'âge de l'apprentissage, d'une des deux classes de la journée ; la même faculté sera accordée à tous les enfants employés hors de leur famille, dans l'agriculture.

Art. 16. — Les enfants qui reçoivent l'instruction dans la famille doivent, chaque année, à partir de la fin de la deuxième année d'instruction obligatoire, subir un examen qui portera sur les matières de l'enseignement correspondant à leur âge dans les écoles publiques, dans des formes et suivant des programmes qui seront déterminés par arrêtés ministériels rendus en Conseil supérieur.

Le jury d'examen sera composé de : l'inspecteur primaire ou son délégué, président ; un délégué cantonal ; une personne munie d'un diplôme universitaire ou d'un brevet de capacité ; les juges seront choisis par l'Inspecteur d'Académie. Pour l'examen des filles, la personne brevetée devra être femme.

Si l'examen de l'enfant est jugé insuffisant et qu'aucune excuse ne soit admise par le jury, les parents sont mis en demeure d'envoyer leur enfant dans une école publique ou privée dans la huitaine de la notification, et de faire savoir au maire quelle école ils ont choisie.

En cas de non-déclaration, l'inscription aura lieu d'office, comme il est dit à l'article 8.

Art. 17. — La Caisse des écoles, instituée par l'article 15 de la loi du 10 avril 1867, sera établie dans toutes les communes. Dans les communes subventionnées dont le centime n'excède pas 30 francs, la caisse aura droit, sur le crédit ouvert pour cet objet au Ministère de l'Instruction publique, à une subvention au moins égale au montant des subventions communales.

La répartition des secours se fera par les soins de la commission scolaire.

Art. 18. — Des arrêtés ministériels, rendus sur la demande des Inspecteurs d'Académie et des Conseils départementaux, détermineront chaque année les communes où, par suite d'insuffisance des locaux scolaires, les presriptions des articles 4 et suivants sur l'obligation ne pourraient être appliquées.

Un rapport annuel, adressé aux Chambres par le Ministre de l'Instruction publique, donnera la liste des communes auxquelles le présent article aura été appliqué.

CIRCULAIRE

RELATIVE A L'EXÉCUTION DE LA LOI DU 28 MARS 1882 SUR L'INSTRUCTION OBLIGATOIRE

(13 juin 1882)

Monsieur le Préfet,

Au moment où les Commissions scolaires instituées par la loi du 28 mars 1882 vont entrer en fonctions, il me paraît nécessaire de déterminer avec précision la nature de leurs attributions et la limite de leur compétence.

Ces Commissions ont pour objet, aux termes de

l'article 5 de la loi, de surveiller et d'encourager la fréquentation des écoles.

A cet effet, elles concourrent, avec les maires, à la confection annuelle de la liste des enfants de six à treize ans (art. 8) ; — elles apprécient les motifs d'absence (art. 10) ; — elles prononcent certaines pénalités (art. 12 et 13) ou saisissent d'une plainte, dans les cas prévus, le juge de paix (art. 14) ; — enfin elles accordent des dispenses dans les conditions et dans les limites tracées par l'article 15. — Leur rôle est ainsi nettement défini, et il est d'ailleurs considérable. Mais vous remarquerez, Monsieur le Préfet, que les commissions scolaires n'ont nullement, comme on a pu le croire, un droit d'inspection et de contrôle sur les écoles. La loi du 28 mars 1882 n'a rien innové sur ce point et hormis, le maire, l'inspecteur primaire et les délégués cantonnaux ou communaux, nul n'a qualité pour pénétrer dans les salles de classe. Les membres des Commissions scolaires, autres que les personnes ci-dessus désignées, ne sauraient donc être admis à visiter les écoles. Les Commissions exercent la surveillance spéciale dont elles sont chargées, en consultant l'extrait du registre d'appel que l'instituteur est tenu d'adresser, à la fin de chaque mois, au maire et à l'inspecteur primaire, extrait où doivent se trouver mentionnés, avec le nombre des absences constatées, les motifs invoqués et soumis à l'appréciation de la commission.

Il sera bon, pour prévenir toutes difficultés, de donner, par la voie du Bulletin départemental, des instructions en ce sens au personnel placé sous vos ordres.

Recevez, etc.

Le Ministre de l'Instruction publique,
Jules FERRY.

CIRCULAIRE

RELATIVE AUX COMMISSIONS SCOLAIRES

(7 septembre 1882)

Monsieur le Préfet,

Depuis la promulgation de la loi du 28 mars 1882 relative à l'instruction primaire obligatoire, mon administration vous a successivement envoyé les instruction que comportaient les diverses périodes par lesquelles doit passer l'application de cette loi.

Dès le 29 mars, vous avez été invité à procéder à la constitution des commissions scolaires municipales.

Enfin, le 30 juillet, vous avez reçu les modèles de tous les imprimés à faire préparer pour les diverses constatations prescrites par la loi.

Aujourd'hui, à l'approche de la rentrée des classes, je dois appeler votre attention toute particulière sur celles des prescriptions de la loi du 28 mars dont il importe d'assurer en ce moment l'exécution, c'est-à-dire sur les formalités relatives à la déclaration des parents en ce qui concerne le mode d'instruction de leurs enfants.

Les commissions municipales scolaires, nommées dans chaque commune et complétées par la nomination du délégué de l'Inspecteur d'Académie, vont avoir à accomplir le premier acte de leur mandat : il leur appartient, d'après l'article 8 de la loi, d'aider le maire à « dresser la liste de tous les enfants âgés de six à treize ans.

Les éléments essentiels de ce travail sont fournis par les listes mêmes du dernier recensement officiel de la population. Mais des changements de domicile et diverses autres circonstances ont pu modifier dans quelques communes le nombre des enfants à inscrire. Pour prévenir toute chance d'erreur ou d'omission, la loi a remis aux commissions locales le soin de reviser annuellement la liste nominative des enfants en âge scolaire, et je vous ai déjà adressé, à cet égard, un modèle de cadres.

Si, par impossible, quelques commissions, soit par négligence, soit par tout autre motif, refusaient leur concours pour la confection de ces listes, il vous appartiendrait, Monsieur le Préfet, de les faire dresser, d'office et dans le plus bref délai, par le maire ou, à son défaut, par le délégué de l'Inspecteur d'Académie ou par l'inspecteur primaire : on prendrait pour base du relevé, jusqu'à nouvel ordre, les listes même du recensement quinquennal, dont les minutes sont dépoposées dans chaque mairie.

Aussitôt ce travail fait, il restera à constater, ainsi que le veut la loi, si, et comment, il est pourvu à l'instruction de chacun des enfants recensés.

La liberté du père de famille, vous le savez, est entière ; il peut choisir entre trois modes d'instruction : à l'école publique, à l'école libre ou à domicile. La loi exige seulement qu'avant le commencement de l'année scolaire il fasse savoir au maire quel est de ces trois moyens d'instruction celui qu'il aura adopté.

Pour l'immense majorité des familles, le choix est déjà fait longtemps avant l'époque de la rentrée, et il est dès à présent connu des autorités compétentes, ce qui permet de simplifier considérablement les formalités de la déclaration exigée par l'article 7.

Si la famille envoie ou continue d'envoyer ses enfants à l'école publique, l'inscription au registre de l'école dispense de toute autre forme de déclaration.

Si elle les confie à une école libre, l'inscription au registre de cette école, dûment communiquée à la commission scolaire municipale, tient également lieu de déclaration.

Quant aux parents qui veulent instruire ou faire instruire leurs enfants à domicile, ils n'ont qu'à faire connaître leur intention, pour éviter que leurs enfants ne soient considérés comme privés de moyens d'instruction.

Afin d'épargner aux familles qui se trouveraient dans cette troisième catégorie tout embarras ou tout dérangement inutile, le maire, président de la commission municipale, procédera de la façon suivante : Après avoir relevé sur la liste générale des enfants d'âge scolaire les noms de tous ceux qui sont instruits dans une école quelconque, publique ou privée, il dressera l'état nominatif de tous ceux qui ne figurent sur aucun registre d'école, et il adrsssera à leurs parents, conformément à l'article 8 de la loi, un avis dont je vous envoie ci-inclus la teneur. (Modèle de lettre n° 1.) Les parents mis en demeure par cet avis seront tenus de faire savoir comment ils entendent pourvoir à l'instruction de leurs enfants ; afin de leur faciliter la réponse, le maire aura joint à sa lettre un bulletin préparé d'avance et que les familles devront lui retourner (Modèle n° 2), si elles veulent s'éviter un déplacement.

Au reçu de la réponse faite par les familles, de vive voix ou par écrit, si les parents déclarent se charger eux-mêmes de l'instruction de leurs enfants, le maire leur délivrera l'accusé de réception ci-joint. (Modèle n° 3.)

S'ils négligeaient de répondre et après une dernière lettre de rappel (Modèle n° 4), le maire inscrirait d'office dans une école publique, conformément à l'article 8, les enfants dont l'instruction n'est pas assurée et pour lesquels la commission n'a pas admis de motif d'empêchement.

J'ai été consulté sur la question de savoir si une déclaration collective des pères de famille d'une commune ou section de commune pourrait tenir lieu de réponse à la demande adressée par le maire. Il est évident que chaque déclaration doit s'appliquer à un enfant individuellement et faire partie en quelque sorte de son dossier personnel. Dès lors, il est impossible de dégager à la fois, en prévision de toute éventualité ultérieure, et la responsabilité du père de famille et celle du maire et de la commission municipale, sans exiger qu'il reste à la mairie une trace écrite de la déclaration relative à chaque enfant : il sera nécessaire, plusieurs années de suite, de se reporter à cette déclaration initiale; il est donc indispensable qu'elle subsiste, soit sous la forme d'une réponse écrite du père de famille pour chacun de ses enfants, soit sous celle d'inscription dans un registre à souche dont je vous ai envoyé le modèle, inscription faite par le maire après la déclaration verbale de la famille.

Tel est, Monsieur le Préfet, l'ensemble des opérations, en somme assez simples, auxquelles donnera lieu l'application de la loi du 28 mars. De cette vaste enquête, qui pour la première fois va nous faire connaître l'exacte vérité sur notre situation scolaire, il est un point sur lequel j'appelle d'avance toute votre attention : c'est la constatation authentique du nombre des enfants d'âge scolaire qui demeurent privés d'instruction par le seul fait qu'ils habitent une commune ou une section dépourvue d'école.

Je vous demanderai, aussitôt que vous aurez ces renseignements, de m'en transmettre le relevé complet pour votre département, en me faisant connaître les points sur lesquels des créations scolaires sont urgentes. C'est ma ferme intention de consacrer, avant tout autre objet, les fonds du budget de l'instruction publique à doter d'établissements scolaires les communes ou les hameaux dans lesquels la loi ne peut s'appliquer faute de locaux.

Cet obstacle matériel est, vous le savez, le seul qui s'oppose à l'application entière et immédiate de la loi ; le seul, dis-je, car, non plus que personne en France, je n'ai jamais pris au sérieux l'annonce d'une insurrection en masse contre la loi qui veut que tout citoyen sache lire et écrire. Ce qui est sérieux, mon prédécesseur l'a dit, c'est qu'il manque des écoles à nos enfants et non des enfants à nos écoles.

Mais cette lacune est de celles qui peuvent se combler à bref délai dans un pays où, d'une part, le gouvernement est armé par la loi contre toutes les résistances, et où, d'autre part, les Chambres se montrent en toute occasion énergiquement résolues à ne reculer devant aucun sacrifice pour compléter l'œuvre de l'éducation nationale.

Je vous envoie, avec la présente circulaire et en nombre suffisant, tous les imprimés que vous avez à faire distribuer, afin qu'aucun retard ne se produise dans l'exécution des mesures que je viens de prescrire.

Veuillez m'accuser réception de cette dépêche et recevoir l'assurance de ma considération très distinguée.

Le Ministre de l'Instruction pablique,

J. DUVAUX.

MODÈLES ANNEXES

MODÈLE N° 1

(Lettre du Maire au père de famille.)

DÉPARTEMENT
d............ ....

RÉPUBLIQUE FRANÇAISE

COMMUNE
d............... ... ...

A......................, le .. .190 .

M

 La loi du 28 mars 1882 a rendu l'instruction obligatoire pour les enfants des deux sexes âgés de six ans révolus à treize ans révolus.
 Pour obéir aux prescriptions de cette loi, j'ai l'honneur de vous informer qu'aux termes de l'article 7, « le père, le tuteur ou le patron de tout enfant de six à treize ans est tenu de faire savoir au maire de la commune s'il entend faire donner à l'enfant l'instruction dans la famille, ou dans une école publique ou privée; dans ces derniers cas, il indiquera l'école choisie ».
 Je vous prie de me faire connaître sans retard quel est de ces trois moyens d'instruction celui que vous adoptez pour vos enfants.
 Pour éviter toute cause de confusion et de retard, je vous adresse, avec prière de les remplir, autant de bulletins que vous avez d'enfants en âge scolaire; vous pouvez me retourner ces bulletins, revêtus de votre signature, soit par la poste, soit par toute autre voie, à moins que vous ne préfériez me faire tenir votre réponse verbalement à la mairie, où vous me trouverez le.................... . ...

 Recevez, M..................., l'assurance de ma considération distinguée.

Le Maire,
Président de la Commission municipale scolaire,

MODÈLE N° 2

(Réponse du père de famille au Maire.)

DÉPARTEMENT

d ....

           A ...., *le* 190

COMMUNE

d ....

Le soussigné déclare que le jeune (1)

né le ....

recevra l'instruction à (2)

(Le père, tuteur ou patron.)

. (1) Mettre les prénoms de l'enfant.
(2) Dire si l'instruction sera donnée à domicile ou dans une école, et donner le nom et l'adresse de cette école.

MODÈLE N° 3

(Lettre du Maire accusant réception de la déclaration du père de famille.)

DÉPARTEMENT

d................................

RÉPUBLIQUE FRANÇAISE

COMMUNE

d................................

A........................, le................190 .

M

J'ai reçu la réponse en date du................par laquelle vous m'annoncez que v................fil................
né le................
recev................l'instruction à domicile.

En vous donnant acte de cette déclaration, je crois devoir vous rappeler qu'aux termes de l'article 16 les enfants instruits dans la famille doivent, chaque année à partir de la fin de la deuxième année d'instruction obligatoire, subir un examen qui portera sur les matières de l'enseignement correspondant à leur âge dans les écoles publiques. Vous serez avisé ultérieurement de la date et du lieu de cet examen.

Recevez, M................, l'assurance de ma considération distinguée.

Le Maire,
Président de la Commission municipale scolaire.

MODÈLE N° 4

(Lettre de rappel du Maire.)

DÉPARTEMENT
d............

RÉPUBLIQUE FRANÇAISE

COMMUNE
d............

Second
et dernier avertissement.

A............, le............ 190 .

M

Par ma lettre du............, j'ai eu l'honneur de vous inviter à me faire savoir, conformément à la loi du 28 mars 1882, si vous entendez faire donner l'instruction à vos enfants dans la famille, dans l'école publique ou privée.

Je n'ai pas reçu de réponse à cette demande, que je vous adressais au nom de la loi.

Je vous réitère mon invitation et je dois vous prévenir qu'aux termes de l'article 8 de la loi, « en cas de non-déclaration de la part des parents, le Maire inscrit d'office dans une des écoles publiques les enfants à l'instruction desquels il n'a pas été pourvu. »

Recevez, M............, l'assurance de ma considération distinguée.

Le Maire,
Président de la Commission municipale scolaire.

LOI DU 30 OCTOBRE 1886

CHAPITRE II

DES COMMISSIONS SCOLAIRES

Art. 54. — La commission municipale scolaire, instituée par l'article 5 de la loi du 28 mars 1882, est composée du maire ou d'un adjoint délégué par lui, président ; d'un des délégués du canton et, dans les communes comprenant plusieurs cantons, d'autant de délégués qu'il y a de cantons désignés par l'Inspecteur d'Académie ; des membres désignés par le Conseil municipal en nombre égal, au plus, au tiers des membres de ce conseil.

Dans le cas où le Conseil municipal refuserait de procéder à la nomination de ces membres, le Préfet les désignerait à son lieu et place.

Art. 55. — A Paris et à Lyon, il y a une commission scolaire pour chaque arrondissement municipal ; elle est présidée par le maire ou par un adjoint désigné par lui.

Elle est composée d'un des délégués cantonaux désignés par l'Inspecteur d'Académie, et des membres désignés par le Conseil municipal, au nombre de trois à sept par arrondissement.

Art. 56. — Le mandat des membres de la commission scolaire désignés par le Conseil municipal durera jusqu'à l'élection du nouveau Conseil municipal.

Il sera toujours renouvelable.

L'inspecteur primaire fait partie de droit de toutes les commissions scolaires instituées dans son ressort.

Art. 57. — Les inéligibilités et les incompatibilités établies par les articles 32, 33 et 34 de la loi du 5 avril 1884 (1) sur l'organisation municipale sont applicables aux membres des commissions scolaires et des délégations cantonales.

Art. 58. — La commission scolaire se réunit au

---

(1) Art. 32. — Ne peuvent être conseillers municipaux : 1° les individus privés du droit électoral ; 2° ceux qui sont pourvus d'un conseil judiciaire ; 3° ceux qui sont dispensés de subvenir aux charges communales et ceux qui sont secourus par les bureaux de bienfaisance ; 4° les domestiques attachés exclusivement à la personne.

Art. 33. — Ne sont pas éligibles dans le ressort où ils exercent leurs fonctions : 1° les préfets, sous-préfets, secrétaires généraux, conseillers de préfecture, et, dans les colonies régies par la présente loi, les gouverneurs, directeurs de l'intérieur et les membres du conseil privé ; 2° les commissaires et les agents de police ; 3° les magistrats des cours d'appel et des tribunaux de première instance, à l'exception des juges suppléants auxquels l'instruction n'est pas confiée ; 4° les juges de paix titulaires ; 5° les comptables des deniers communaux et les entrepreneurs de services municipaux ; 6° les instituteurs publics ; 7° les employés de préfecture et de sous-préfecture ; 8° les ingénieurs et conducteurs des ponts et chaussées, chargés du service de la voirie urbaine et vicinale, et les agents voyers ; 9° les ministres en exercice d'un culte légalement reconnu ; 10° les agents salariés de la commune, parmi lesquels ne sont pas compris ceux qui, étant fonctionnaires publics ou exerçant une profession indépendante, ne reçoivent une indemnité de la commune qu'à raison des services qu'ils lui rendent dans l'exercice de cette profession.

Art. 34. — Les fonctions de conseiller municipal sont incompatibles, avec celles : 1° de préfet, de sous-préfet, de secrétaire général de préfecture ; 2° de commissaire et d'agent de police, de gouverneur, directeur de l'intérieur et de membre du conseil privé dans les colonies. — Les fonctionnaires désignés au présent article qui seraient élus membre d'un conseil municipal auront, à partir de la proclamation du résultat du scrutin, un délai de dix jours pour opter entre l'acceptation du mandat et la conservation de leur emploi. — A défaut de déclaration adressée dans ce délai à leurs supérieurs hiérarchiques, ils seront réputés avoir opté pour la conservation dudit emploi.

moins une fois tous les trois mois, sur la convocation de son président ou, à son défaut, de l'inspecteur primaire. Ses délibérations ne sont valables que si la majorité des membres est présente.

Tout membre qui, sans motif reconnu légitime par la commission scolaire, aura manqué à trois séances consécutives, pourra, après avoir été admis à fournir ses explications devant le Conseil départemental, être déclaré démissionnaire par ce Conseil.

Il ne pourra être réélu pendant la durée des pouvoirs de la commission.

Dans le cas où, après deux convocations, la commission scolaire ne se trouverait pas en majorité, elle pourrait néanmoins délibérer valablement sur les affaires pour lesquelles elle a été spécialement convoquée, si le maire (ou l'adjoint qui le remplace), l'inspecteur primaire et le délégué cantonnel sont présents.

Une expédition des délibérations de la commission scolaire devra être adressée, dans le délai de trois jours, par son président, à l'inspecteur primaire.

La commission scolaire ne peut, dans aucun cas, s'immiscer dans l'appréciation des matières et des méthodes d'enseignement.

Art. 59. — L'inspecteur primaire, les parents ou les personnes responsables pourront faire appel des décisions des commissions scolaires.

Cet appel devra être formé, dans le délai de dix jours, par simple lettre adressée au Préfet et aux personnes intéressées.

Il sera porté devant le Conseil départemental statuant en dernier ressort.

Cet appel est suspensif.

Les pères, mères, tuteurs ou tutrices peuvent se faire assister ou représenter par des mandataires devant le Conseil départemental.

Art. 60. — Les séances des conseils départementaux et des commissions municipales scolaires ne sont pas publiques.

DÉCRET DU 18 JANVIER 1887

CHAPITRE III

COMMISSIONS SCOLAIRES

Art. 151. — Lorsqu'il y a lieu de procéder à la nomination d'un ou de plusieurs membres d'une commission scolaire, le Préfet invite le maire à saisir de l'affaire le Conseil municipal, et lui fixe à cet effet un délai. Faute par le maire de se conformer à cette invitation, ou sur le refus du Conseil municipal, le Préfet met le maire ou le Conseil en demeure de faire les nominations nécessaires dans un temps qui ne peut excéder quinze jours. Si cette mise en demeure reste sans effet, il désigne lui-même les membres de la commission scolaire, conformément au second paragraphe de l'article 54 de la loi du 30 octobre 1886.

Art. 152. — L'inspecteur primaire ne peut se faire remplacer comme membre d'une commission scolaire.

Art. 153. — Le mandat des membres des commissions scolaires désignés par l'Inspecteur d'Académie est indépendant du renouvellement des Conseils municipaux : il ne prend fin que par le décès, la démission ou la révocation des titulaires. Le droit de révocation appartient à l'Inspecteur d'Académie.

Art. 154. — Les membres des commissions scolaires n'ont pas l'entrée des écoles. Ils n'ont aucun droit d'inspection ou de contrôle, ni sur les établissements d'instruction ni sur les maîtres.

Art. 155. — Quand, depuis la dernière réunion d'une commission scolaire, trois mois se seront écoulés sans convocation nouvelle, l'inspecteur primaire avisera du fait l'Inspecteur d'Académie qui en référera au Préfet. Le Préfet mettra aussitôt le maire en demeure de réunir la commission et lui fixera à cet effet un délai qui ne pourra dépasser quinze jours. Copie de la lettre adressée au maire sera transmise par le Préfet à l'Inspecteur d'Académie qui la fera parvenir à l'inspecteur primaire. Si le délai accordé par le Préfet expire sans que la commission ait été réunie, l'inspecteur primaire procède lui-même d'office à la convocation.

Art. 156. — L'appel des décisions des commissions scolaires est formé par simple lettre sur papier libre. S'il émane des parents, la lettre doit être adressée au président du Conseil départemental, au maire de la commune et à l'inspecteur primaire de la circonscription. Si l'appelant est l'inspecteur primaire, il adresse une lettre au président du Conseil départemental, une autre au maire de la commune, une troisième aux parents, tuteurs ou autres personnes responsables de l'enfant.

Art. 157. — Les personnes citées devant les commissions scolaires doivent comparaître personnellement : elles ne peuvent se faire assister ni représenter par des mandataires. Lorsqu'elles sont empêchées de comparaître, elles peuvent présenter par écrit leurs explications ou solliciter la remise de l'affaire à une autre séance.

Paris. — Imprimerie Nouvelle (association ouvrière), 11, rue Cadet, A. Mangeot, directeur. — 2226-1900.

www.ingramcontent.com/pod-product-compliance
Lightning Source LLC
Chambersburg PA
CBHW061519040426
42450CB00008B/1695